AF305783

MÉMOIRE

SUR

LE PROLAPSUS OU CHUTE

DE LA MATRICE,

ET TOUS LES AUTRES DÉPLACEMENS

DES ORGANES GÉNITO-URINAIRES

DE LA FEMME,

GUÉRIS PAR L'EMPLOI DE PESSAIRES

EN CAOUTCHOUC PUR;

SUIVI

DE PLUSIEURS OBSERVATIONS ET DE DEUX RAPPORTS FAITS
A L'ACADÉMIE ROYALE DE MÉDECINE DE PARIS
ET A LA SOCIÉTÉ DE MÉDECINE PRATIQUE, ET MÉDICO-PRATIQUE.

Par Mme RONDET,

SAGE-FEMME-JURÉE,

Auteur de la Pompe-Laryngienne, et des Pessaires-Élastiques.

MÉMOIRE

ENVOYÉ A L'INSTITUT (ACADÉMIE DES SCIENCES),
POUR LE CONCOURS AUX PRIX DE MONTHYON, ANNÉE 1833.
SECTION DE CHIRURGIE.

SECONDE ÉDITION.

L'AUTEUR DISTRIBUE SON TRAVAIL *GRATIS.*

A PARIS,

CHEZ L'AUTEUR, RUE BEAUBOURG, N° 52.

1833

MÉMOIRE

SUR

LE PROLAPSUS OU CHUTE

DE LA MATRICE,

ET TOUS LES AUTRES DÉPLACEMENS

DES ORGANES GÉNITO-URINAIRES

DE LA FEMME,

GUÉRIS PAR L'EMPLOI DE PESSAIRES

EN CAOUTCHOUC PUR;

SUIVI

DE PLUSIEURS OBSERVATIONS ET DE DEUX RAPPORTS FAITS
A L'ACADÉMIE ROYALE DE MÉDECINE DE PARIS
ET A LA SOCIÉTÉ DE MÉDECINE PRATIQUE, ET MÉDICO-PRATIQUE.

Par Mme RONDET,

SAGE-FEMME-JURÉE,

Auteur de la Pompe-Laryngienne, et des Pessaires-Élastiques.

MÉMOIRE

ENVOYÉ A L'INSTITUT (ACADÉMIE DES SCIENCES),
ET MIS EN CONCOURS AUX PRIX DE MONTHYON, ANNÉE 1833.
SECTION DE CHIRURGIE.

———

L'AUTEUR DISTRIBUE SON TRAVAIL *GRATIS*.

A PARIS,

CHEZ L'AUTEUR, RUE BEAUBOURG, N° 52.

1833

IMPRIMERIE DE MOQUET ET Cie,
Rue de la Harpe, n. 90.

MÉMOIRE

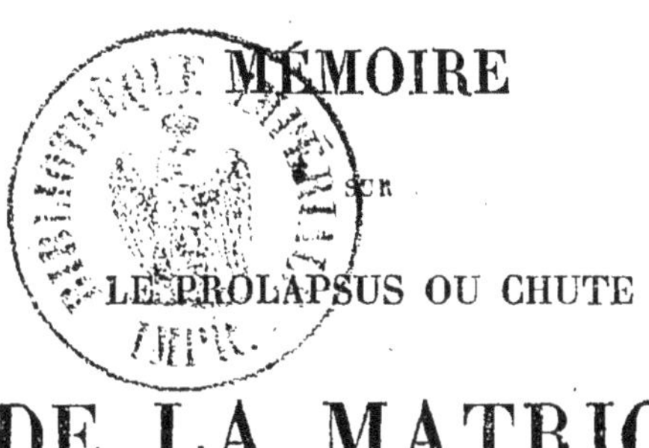

SUR

LE PROLAPSUS OU CHUTE

DE LA MATRICE.

INTRODUCTION.

Parmi le grand nombre de maladies qui sont particulières aux femmes, il en est peu de plus fréquentes que les déplacemens divers et surtout les descentes de la matrice. La cause de la fréquence des lésions physiques de cet organe s'explique par sa situation, et le rôle qu'il est appelé à remplir; de même que ses rapports, ses connexions intimes, et ses sympathies puissantes avec les autres organes les plus indispensables à la vie, nous rendent compte de l'importance de ses fonctions, de la gravité des affections nombreuses auxquelles il est

exposé, et des accidens fâcheux qui peuvent
en être le résultat.

Le mal est souvent négligé à son début, soit
par insouciance, soit, et c'est ce qui est le plus
ordinaire, par un sentiment de pudeur, qui
porte les femmes à dissimuler leur infirmité :
cette négligence a souvent des résultats fâcheux ; la maladie abandonnée à elle-même ne
tarde pas à faire des progrès, et si la vie est
rarement compromise, du moins la lésion arrive à un état qui-laisse peu d'espoir de guérison, et le plus souvent encore elle est aggravée
par l'ignorance et une main peu habile, guidées
toujours par la cupidité. Les lésions physiques
de la matrice, principalement les déplacemens
et les descentes de cet organe, méritent donc
de fixer plus particulièrement l'attention des
personnes dont la noble vocation a pour but
unique le soulagement de l'humanité.

La profession que j'exerce m'a fourni l'occà-
sion de voir un grand nombre de femmes affectées depuis fort long-temps d'un prolapsus
plus ou moins complet de la matrice, ou du vagin, et qui n'avaient jamais pu se décider à
réclamer les soins d'un médecin.

Je gémissais de voir ces malheureuses, par un sentiment naturel, louable il est vrai, mais peu raisonné, passer toute leur vie dans les douleurs, suite inévitable de leur infirmité; j'aurais voulu leur inspirer à toutes le courage dont elles avaient besoin pour ne point redouter l'homme de l'art; mais j'ai cru mieux faire en dirigeant mes recherches vers les moyens de remédier aux divers déplacemens de la matrice, et des organes génito-urinaires de la femme, et surtout de perfectionner les appareils nombreux et souvent compliqués qu'on a imaginés, pour retenir ces organes dans leur position naturelle. Souvent je me suis trouvée impuissante en face d'une maladie en apparence légère, et que je ne pouvais déclarer incurable, car elle ne l'était pas de sa nature; mais je sentais que les moyens contentifs que j'avais à ma disposition, insupportables aux malades par l'action irritante qu'ils exerçaient sur l'appareil génito-urinaire, s'opposaient seuls à ce que j'obtinsse le succès tant désiré.

Je pensai qu'il était possible de faire disparaître, du moins en grande partie, les nombreux inconvéniens qui résultaient de l'emploi des anciens pessaires, quelle que soit du reste leur forme, en parvenant à en confectionner de doux, flexibles, très-légers, imperméables et élastiques, qui puissent se réduire dans un sens pour les introduire, et se développer lorsqu'ils seraient dans le vagin, pour soutenir mollement l'organe déplacé, et qui, variant de forme suivant le genre de déplacement, puissent être employés avec avantage dans les cas les plus compliqués.

Je suis parvenue à cet heureux but, et les succès nombreux que j'ai obtenus ont dépassé mes espérances. Les rapports extrêmement honorables et encourageans qui ont été faits à ce sujet aux Académies des sciences et de médecine de Paris, me portent à croire que, lors même que je n'aurais pas complètement atteint le but que je m'étais proposé, je m'en serais du moins plus rapprochée que mes nombreux devanciers. J'ai encore, pour militer en faveur des pessaires dont je suis l'auteur, les encouragemens des sociétés de médecine pratique et médico-pratique de Paris, et l'approbation des plus habiles médecins français et étrangers, au nombre desquels je m'honore de compter mon respectable et célèbre professeur, M. le baron Dubois, à qui je dois tout ce que j'ai pu

faire de bon pour l'humanité. Si pour ses conseils, ses encouragemens, les marques de son
estime, la reconnaissance d'une femme peut
lui être agréable, qu'il me permette de la lui
témoigner ici publiquement, il la trouverait
encore plus vive dans mon cœur.

Un résultat aussi heureux est pour moi une
précieuse récompense de mes travaux, et un
nouvel encouragement à continuer mes recherches, avec le zèle qui m'a toujours fait agir.
Puissent mes intentions être bien jugées, et
continuer à obtenir l'estime et la bienveillance
des sociétés savantes, et l'approbation des praticiens, dont je recevrai toujours avec reconnaissance les observations qu'ils voudront bien
me faire, et les conseils qu'ils daigneront me
donner !

Avant d'exposer des détails sur mes pessaires, je parlerai de ceux qui ont été mis en
usage jusqu'à présent, afin qu'en les comparant
avec les miens, on puisse juger impartialement
ceux qui méritent la préférence. Je dirai également
ment quelques mots sur les déplacemens de
la matrice.

Je terminerai par les observations authentiques que j'ai recueillies, et par deux rapports de l'Académie de médecine, et de ceux de plusieurs sociétés médicales.

DES DIFFÉRENTES ESPÈCES

DÉPLACEMENS DE LA MATRICE

QUI EXIGENT L'EMPLOI DES PESSAIRES.

La matrice, dans son état naturel, n'étant que lâchement soutenue dans le bassin par ses ligamens larges et ses ligamens ronds, est exposée à plusieurs déplacemens qui, abandonnés à eux-mêmes, peuvent donner naissance aux accidens les plus fâcheux, et même, dans quelques cas, exposer la vie des malades.

Les déplacemens de l'utérus et du vagin sont très-fréquens ; le cystocèle vaginal, quoiqu'on le rencontre moins souvent, n'est pas aussi rare qu'on le pense ; car dans l'espace de dix mois j'en ai recueilli quatre observations que je consigne dans ce Mémoire.

Les diverses lésions physiques des appareils génito-urinaires frappent principalement les classes inférieures de la société. Ces femmes malheureuses, dont toutes les ressources con-

sistent dans des travaux excessivement pénibles, et presque toujours au-dessus de leurs
forces, épuisées bientôt par les progrès d'une
maladie qu'elles n'ont point songé à arrêter
dans ses développemens, ne demandent les
secours de l'art qu'alors que les douleurs les
mettent dans l'impossibilité de différer plus
long-temps. D'un autre côté, les moyens employés jusqu'aujourd'hui, dans le traitement
de ces maladies, excitaient chez elles une répugnance invincible; les instrumens contentifs
qui ont été et qui sont encore mis en usage,
ont aussi le grand inconvénient d'éloigner d'elle
leur mari, et avec leur santé disparaît la paix
de leur ménage, seul bonheur qu'elles pou-
vaient se promettre dans la position où la Pro-
vidence les a placées.

C'est donc avoir bien mérité de l'humanité
que d'avoir trouvé le moyen de faire disparaître avec leur infirmité les funestes résultats qui
en sont les suites.

En m'adressant à messieurs les médecins,
je me crois dispensée de retracer ici les symptômes qui appartiennent à chaque déplacement : je parlerai seulement de tous les cas
qui se rencontrent, et des moyens que j'emploie pour y remédier.

Je n'ai la prétention de faire ni de la science ni de l'érudition ; c'est le travail d'une femme que j'offre au public, mais d'une femme toute dévouée à l'humanité, qui lui a tout sacrifié, et qui est bien décidée à marcher toujours avec le même zèle dans la voie où son cœur et ses sympathies l'ont conduite.

Les déplacemens plus ou moins complets des organes génito-urinaires de la femme, qui exigent dans la plupart des cas l'emploi des pessaires, sont les suivans :

1°. La descente ou prolapsus de la matrice ;
2°. La rétroversion ;
3°. L'antéversion ;
4°. Le renversement, ou retournement ;
5°. La chute du vagin ;
6°. La hernie de la vessie.

La descente de la matrice comprend trois temps, le relâchement, le prolapsus incomplet, et la chute complète. Dans le premier cas, l'organe fait une saillie plus ou moins considérable dans le vagin ; la malade ressent une pesanteur sur le rectum, et une lassitude générale. Dans le second cas, le museau de tanche vient se montrer à l'orifice du vagin, on

peut l'apercevoir en écartant les grandes lèvres ;
alors la malade se plaint de tiraillemens dans
les aines, de douleurs plus ou moins aiguës à
l'hypogastre, de maux de reins. Dans le troisième, l'organe a tout-à-fait franchi l'orifice,
et forme une tumeur plus ou moins volumineuse entre les grandes lèvres ; c'est alors que
les personnes qui en sont affectées réclament
les secours de l'art, toute espèce d'exercice de-
venant impossible.

Les cas d'antéversion et de rétroversion
sont très-fréquens, et plus douloureux que les
précédens. La matrice, dans l'un et l'autre
cas, est plus difficilement réduite, en ce que
l'engorgement du corps de cet organe, qui est
inséparable de ce genre de déplacement, a
rendu jusqu'à présent la présence d'un pessaire
impossible, par rapport à la dureté de leur
composition. Ces maladies sont beaucoup moins
dangereuses lorsque la matrice est vide, que
dans l'état de grossesse ; le vagin est aussi sujet
à une espèce de déplacement auquel on donne
le nom de relâchement, ou chute, selon le
degré qu'il présente. Les fleurs blanches continuelles et très-abondantes, en relâchant la
membrane muqueuse du vagin, prédisposent
à cette maladie, la station habituelle et les

efforts violens et répétés en sont les causes déterminantes.

Le cystocèle vaginal ou la hernie de la vessie n'est pas aussi rare qu'on se l'est imaginé ; car, comme je l'ai dit plus haut, j'en ai recueilli depuis peu de temps quatre observations que je consigne dans ce Mémoire. On l'observe plus particulièrement chez les femmes qui ont eu plusieurs enfans ; elle se manifeste sous la forme d'une tumeur plus ou moins grosse, faisant saillie dans le vagin d'abord, puis hors de la vulve ; sa surface est lisse, ou rugueuse, d'une couleur rougeâtre, la tumeur est molle ou tendue, suivant la quantité d'urine contenue dans la vessie ; elle se montre toujours à la paroi antérieure du vagin : le toucher détermine des envies d'uriner.

Toutes ces différentes espèces de déplacemens sont susceptibles de guérison. Pour parvenir à cet heureux résultat, il faut les réduire, c'est-à-dire leur faire prendre leur position naturelle, et tâcher de les y maintenir le mieux possible par l'emploi des pessaires, qui doivent varier selon les cas, et les dispositions des organes. Il est donc de la plus haute importance pour les malades, de n'en pas employer indifféremment de toutes espèces, et d'avoir soin de choisir ceux qui s'adaptent le mieux aux parties, et surtout ceux qui offrent le moins d'inconvéniens. Avant de faire connaître les avantages de ceux que j'ai proposés, et pour qu'on puisse mieux les apprécier, je vais passer rapidement en revue les principaux qu'on a mis en usage jusqu'à ce jour, et signaler les inconvéniens nombreux qu'ils présentent, et les accidens fâcheux que leur application a souvent déterminés, au lieu de soulager les malades.

L'emploi des pessaires dans les différens déplacemens de la matrice remonte à la plus haute antiquité; les Égyptiens, les Grecs, les Arabes, et tous les médecins anciens, sans en excepter Hippocrate, en faisaient un usage peut-être plus fréquent que nous, et, comme nous, se servaient de ces instrumens, qu'ils plaçaient dans le vagin, pour maintenir cet organe ou la matrice dans leur situation naturelle, lorsque ces parties étaient descendues.

La différence qu'il y a entre nos pessaires et ceux des anciens, c'est que ces derniers les employaient non seulement comme des moyens chirurgicaux, mais encore comme des topiques, qu'ils variaient selon l'affection qu'ils voulaient combattre : ainsi ils en fabriquaient d'émolliens, de toniques, d'astringens, d'après l'indication qu'ils avaient à remplir.

Les modernes, au contraire, ne regardaient et n'employaient les pessaires que comme des moyens purement contentifs, et ne s'en servaient que pour maintenir dans leur situation naturelle les organes génito-urinaires de la femme, déplacés, ou seulement affectés de relâchement.

Lorsque ces parties relâchées exigent l'emploi des moyens médicamenteux, on préfère généralement aujourd'hui les administrer isolément, ou concurremment, sans les incorporer avec les substances diverses qui servent à confectionner les pessaires. Telle est la différence capitale qu'il y a entre ceux des modernes, et ceux que fabriquaient les anciens.

La matière dont on a formé des pessaires varie à l'infini; on a successivement employé les bois légers, tels que le tilleul et le liége; les bois durs, tels que le buis, le sorbier; et les substances animales, telles que la corne, l'ivoire, la cire, le cuir; enfin les substances minérales, telles que l'or, l'argent, le plomb, l'étain. Ne trouvant pas dans chacune de ces substances prises séparément les conditions voulues pour faire de bons pessaires, on a cherché à les associer les unes aux autres. Le liége, par exemple, avait bien l'avantage d'être léger, assez élastique et résistant, mais il avait l'inconvénient d'être trop poreux, et de s'imbiber trop vite des mucosités du sang et des autres fluides qui découlent des parties dans lesquelles ils se trouvaient placés ou simplement en contact. Cet inconvénient était d'autant plus grave, qu'il altérait en peu de temps l'instrument, et que les humeurs retenues dans les interstices du liége s'échauffaient et se putréfiaient, et ne tardaient pas à donner naissance à une odeur des plus repoussantes, et à une foule d'accidens plus ou moins fâcheux. C'est pour remédier autant que possible à cela, et empêcher l'imbibition des fluides, qu'on a enduit les pessaires de liége d'une couche assez épaisse de cire vierge ; ce qui effectivement diminuait un peu leurs désavantages, et retardait de quelque temps leur altération. C'est aussi pour les motifs que je viens de signaler qu'on a recouvert les pessaires de bois de tilleul d'un vernis plus ou moins résistant.

On a également renoncé à l'usage du bois dur, parce qu'étant, ainsi que l'ivoire, trop dense, il a une pesanteur qui le rend peu propre à la confection des pessaires de grand volume ; c'est pourquoi on ne s'en sert encore quelquefois que pour les pessaires en bilboquet à cuvette. La cire a été rejetée, parce qu'elle est trop cassante, et les métaux, comme l'or, l'argent et l'étain, parce qu'ils avaient l'inconvénient d'être trop durs, trop pesans, et surtout d'un prix qui n'était à la portée que d'un trop petit nombre de personnes. D'ailleurs ils se corrodent et s'oxident facilement, surtout vers leurs soudures ; ce qui peut occasionner des accidens fâcheux.

Il me reste à parler des pessaires qui sont le plus ordinairement mis en usage, c'est-à-dire ceux que l'on appelle si improprement de gomme élastique, quoiqu'ils ne soient réellement composés que d'un tissu de lin, de soie ou de coton, ou de feutre serré que l'on recouvre de plusieurs couches d'huile siccative de lin. Quoique cette dernière espèce de pessaire soit préférable à ceux que je viens de citer plus haut, ils ne sont pas, dans un certain nombre de cas, exempts de toute altération ; et, suivant qu'ils ont été plus ou moins bien confectionnés, le vernis qui les recouvre s'écaille ; ce qui fait que les liquides qui sont sécrétés par la matrice et le vagin, imprègnent le tissu, et ne tardent pas à altérer l'instrument, exhalant une odeur très-désagréable, qui, malgré des soins de propreté assidus et fréquens, forcent les femmes qui en font usage à les changer promptement.

Ces pessaires ont encore l'inconvénient d'être

peu élastiques, et de se couvrir souvent d'une incrustation calcaire, plus ou moins épaisse, et d'une fétidité extrême ; ainsi altérés, ils sont une cause permanente d'irritation, et déterminent une vive inflammation du vagin et de la matrice, qui deviennent le siége d'ulcérations et d'écoulemens purulens très-fétides.

Il existe encore un autre genre de pessaires que l'on nomme cylindrique, et qui n'est autre chose que le pessaire à Bondon modifié par son auteur, de manière à en augmenter de beaucoup les inconvéniens. Il en sera question ci-après.

Enfin j'arrive aux pessaires de vraie gomme élastique caoutchouc à l'état natif, que j'ai eu la première le bonheur de confectionner, et de varier à l'infini selon les cas. Pour faire ressortir leur supériorité sur tous ceux que je viens de citer, je vais laisser parler M. le professeur *Moreau*, dans le rapport qu'il a fait à l'Académie de médecine, avec deux autres célèbres professeurs d'accouchement de la Faculté de Paris.

Après avoir exposé l'historique des anciens pessaires, et après avoir parlé des inconvéniens qu'ils présentaient, M. *Moreau* termine son rapport ainsi :

« Y a-t-il possibilité de fabriquer des pes-
« saires plus parfaits ? et peut-on employer
« des substances qui offrent un plus haut de-
« gré les qualités que nous demandons, savoir:
« la légèreté unie à la solidité, et l'élasticité
« jointe à l'imperméabilité ? Ces quatre condi-
« tions nous paraissent, Messieurs, exister à
« un haut degré dans les pessaires soumis à
« votre examen par madame Rondet.

« Madame Rondet n'emploie aucun tissu,
« aucune substance hétérogène, elle se sert
« de caoutchouc pur ; cette dame a trouvé le
« moyen de donner à ce suc la forme et l'épais-
« seur qu'elle désire. Elle place dans l'intérieur
« de ses pessaires un ressort très-mince d'a-
« cier, parfaitement trempé, qu'elle entoure
« d'une certaine quantité de crins ; elle recou-
« vre le tout d'une enevloppe plus ou moins
« épaisse de caoutchouc, sur lequel elle réap-
« plique une couche de vernis.

« Madame Rondet nous a fait voir des pes-
« saires en caoutchouc simplement, c'est-à-
« dire dépourvus de ressort et de crins, seule-
« ment remplis d'air, et qui cependant con-
« servaient assez bien leur forme.

« En résumé, Messieurs, quoique les pes-
« saires à la façon de Bernard, et connus sous

« le nom de pessaires en gomme élastique ,
« soient en général de bons instrumens, ceux
« qui vous sont présentés par madame Rondet
« paraissent à vos commissaires devoir leur être
« supérieurs , et par conséquent préférés ;

« 1°. A cause de la substance qui entre dans
« leur composition, qui offre au plus haut degré
« les qualités requises pour assurer leur con-
« servation dans l'intérieur de nos organes ;

« 2°. Parce qu'etant plus souples et plus élas-
« tiques , ils peuvent, lorsqu'ils cessent d'être
« comprimés, reprendre leurs formes aussi bien
« que les autres, sont d'une introduction plus
« facile pour les chirurgiens, et moins doulou-
« reuse pour les malades.

« En conséquence, Messieurs, nous avons
« l'honneur de proposer,

« 1°. De remercier madame Rondet de la
« communication qu'elle a bien voulu vous
« faire ;

« 2°. D'ordonner le dépôt dans vos cabinets
« des pessaires qu'elle vous a offerts ;

« 3°. De l'engager à continuer ses essais, et
« à vous transmettre les observations qu'elle
« pourra recueillir sur l'usage de ses pessaires,
« et à vous faire connaître les modifications

« qu'elle croira utile de faire subir à leur fabri-
« cation.

« Enfin, Messieurs, nous ne saurions trop
« recommander à la bienveillance de l'Acadé-
« mie madame Rondet, qui mérite des encou-
« ragemens, tant pour le zèle qu'elle a apporté
« dans le perfectionnement de quelques in-
« strumens de chirurgie, par exemple, du tube
« laryngien de Chaussier, et de ceux qu'elle
« soumet aujourd'hui à votre examen, que par
« les pertes qu'elle a éprouvées dans un nau-
« frage, et le courage avec lequel elle a su
« lutter et lutte encore contre l'adversité.

Paris, 9 février 1830.

Signé, DESORMEAUX, DENEUX.

MOREAU, *Rapporteur.*

Lu et adopté en séance de l'Académie,
le 9 février 1830.

Le Secrétaire annuel,

Signé, ADELON.

Un rapport aussi honorable et aussi flatteur,
fait au premier corps médical de l'Europe par
trois professeurs d'accouchement aussi dis-

tingués , est le plus bel éloge que l'on puisse faire de mes pessaires. Obtenir leur approbation sur un sujet qui ne peut trouver de juges plus compétens et plus instruits , est la meilleure garantie que je puisse offrir aux médecins et aux malades sur la supériorité incontestable des instrumens que j'ai perfectionnés pour remédier aux descentes de la matrice, et à tous les autres déplacemens des organes génito-urinaires des femmes.

Chaque jour les plus heureux résultats viennent confirmer les éloges que m'ont adressés tous les corps savans ; et les nombreuses observations recueillies par plusieurs médecins très-célèbres ont été signalées aux diverses sociétés médicales , ainsi que le démontrent les extraits ci-joints.

SOCIÉTÉ DE MÉDECINE PRATIQUE DE PARIS.

Séance du 6 décembre 1832.

PRÉSIDENCE DE M. LE BARON DUBOIS.

MM. Parent, Nauche, Rousseau et Berthelot, avaient été chargés par la Société de médecine pratique d'examiner avec la plus scrupuleuse attention les pessaires en *caoutchouc pur* inven-

tés et envoyés à la Société par madame Rondet,
sage-femme, rue des Bourdonnais, n° 16.
M. Berthelot, rapporteur, ayant rendu le
compte le plus favorable sur ces divers pessaires, et plusieurs membres ayant confirmé
les résultats avantageux obtenus par leur emploi, la Société a conclu à ce que des remercîmens soient adressés à madame Rondet.

M. le secrétaire-général est chargé de lui
délivrer, au nom de la Société, le présent extrait.

Signé, SERRURIER, M. D. P.

Secrétaire-général.

SOCIÉTÉ MÉDICO-PRATIQUE

SEANTE A L'HÔTEL DU DÉPARTEMENT DE LA SEINE.

Le secrétaire-général à madame Rondet.

MADAME,

J'ai l'honneur de vous prévenir que, dans sa
séance du 14 janvier 1833, la Société médico-
pratique de Paris, après avoir entendu le rapport de la commission nommée pour examiner
les instrumens que vous lui avez envoyés, et

en avoir adopté les conclusions favorables, m'a chargé de vous exprimer tous ses remercîmens.

Veuillez donc me permettre, Madame, d'être ici l'interprète de la Société médico-pratique.

Recevez en outre, je vous prie, l'assurance des sentimens distingués avec lesquels j'ai l'honneur d'être

Votre humble serviteur,

M. Cazenave,

Secrétaire général.

12 février.

Malgré des rapports aussi honorables et aussi authentiques, malgré les publications des journaux de médecine, malgré enfin mon antériorité bien constatée, un jeune médecin de Paris Italien d'origine, vient de publier un mémoire, il y a quelques mois, dans lequel il ne craint pas de dire qu'il est le premier inventeur des pessaires en caoutchouc pur à l'état natif. Non content de s'emparer de ma découverte, qu'il lui a été impossible d'ignorer, et pour laquelle j'ai un brevet du gouvernement, en plagiaire aussi conséquent qu'intéressé, il ne dit pas un mot de mes pessaires, quoiqu'il passe longuement en revue tous ceux qu'on a mis en usage depuis Hippocrate jusqu'à nos jours.

Après avoir décrit la manière plus ou moins exacte de préparer le caoutchouc, et les avantages qu'il dit avoir obtenus de l'usage de son pessaire, pour prouver sa philanthropie, il conseille aux médecins (page 66) de les fabriquer eux-mêmes, pour ne pas, dit-il, dépendre de ces soi-disant chirurgiens- mécaniciens, qui pour la plupart sont des charlatans ignorans qui saisissent mal nos idées ; il a sans doute eu l'intention de s'adresser à ceux qui, comme lui, peuvent disposer de beaucoup de temps.

Je suis loin de prétendre que mes pessaires, qui ne sont composés que d'une pièce, et par conséquent très-simples, ressemblent en aucune manière à ceux du docteur italien, quant à la forme et à la structure ; je ne réclame mes droits que sous le rapport de la matière, le caoutchouc natif, qu'il dit avoir employé le premier. Le pessaire de M. le docteur, qui selon lui, est le seul capable de remédier à tous les déplacemens des organes génito-urinaires, est surmonté à une de ses extrémités d'un écrou assez informe qu'il nomme vis femelle ; cette vis en reçoit une autre qu'il appelle vis mâle , qui sert à fixer trois lisières ; l'une passe sur le périnée, et les deux autres le long des aines, et vont s'attacher à une ceinture qui elle-même est fixée par deux bretelles ; toutes ses pièces sont maintenues par neuf boutons et quatre boucles. Il y a encore un coussin rembourré de coton, qui a pour usage de protéger le périnée. Vient ensuite la canule qui s'introduit dans l'intérieur pour l'empêcher de se déformer.

M. R., pour prouver le mérite de sa prétendue découverte, termine son mémoire par deux observations de guérisons miraculeusement obtenues, il cite, entre autres, comme la plus extraordinaire, celle de madame Moreau, rue Saint-Honoré, n° 275. Dans la crainte d'être accusée de dénaturer ses paroles, je vais le citer textuellement, pour prouver ensuite jusqu'à quel point les observations de sa pratique particulière sont peu exactes sous plusieurs rapports.

Après s'être étendu longuement sur diverses circonstances qui se rattachent à cette malade, comme, par exemple, *son entrée dans une maison de santé, sa sortie après six mois de traitement sans succès, les soins infructueux que lui avaient prodigués beaucoup de médecins;* enfin

après avoir exposé une longue série de symptômes , et avoir examiné debout et couchée cette
femme , qui était, dit-il , dans un état voisin de
la mort , il ajoute , page 8 : « L'examen ocu-
« laire me montra l'existence d'une tumeur de
« la grosseur du poing , à surface lisse , de cou-
« leur rosée, qui sortait par les grandes lèvres ,
« et qui bouchait complètement l'entrée du va-
« gin. » M. R. , après avoir longuement énu-
méré les symptômes qui lui firent reconnaî-
tre un cystôcèle vaginal , et une descente de
matrice au second degré , dit qu'il sonda la
malade avec une sonde d'homme , et ajoute :
« J'ai tiré une grande quantité d'urine bour-
« beuse de cette poche urinaire. » Il continue
plus loin : « Il y avait chez cette femme une
« descente complète de la vessie dans le vagin ,
« un prolapsus de la matrice , et une hernie in-
« testinale ou épiploïque formée dans l'espace
« infundibuliforme laissé par la vessie derrière
« le pubis. » Après avoir mis infructueusement
en usage plusieurs espèces de pessaires , M. R.
inventa *tout exprès* son pessaire cylindrique,
et en fit l'application avec un succè prodi-
gieux.

Un résultat aussi extraordinaire , obtenu avec
un instrument que je connaissais comme étant

très-défectueux, me donna l'envie de vérifier le fait. Je me rendis donc chez madame
Moreau, qui me permit de la toucher et de
l'examiner avec soin ; je reconnus l'existence
d'une hernie de la vessie, qui était d'un volume la moitié moins considérable que ne dit
M. R. la malade m'a assuré qu'elle n'avait
jamais été plus volumineuse; et elle m'a dit
également qu'elle avait été effectivement dans
une maison de santé pendant six mois, non
pour s'y faire traiter, mais bien comme do-
mestique. Elle a également nié avoir jamais été
sondée par M. R. , et assure, ainsi que son
mari, qu'elle n'a jamais été traitée et exa-
minée par d'autres médecins que par ce dernier. L'application d'un pessaire si compliqué
de brides, de bretelles, de ceintures et de vis,
avait d'abord soulagé la malade, mais elle fut
obligée de renoncer à son usage, parce qu'il la
gênait beaucoup pour marcher, et qu'il déterminait un écoulement très-abondant d'une
fétidité horrible, malgré les soins de propreté
qu'elle prenait tous les jours en changeant son
pessaire. Cet instrument avait de plus déterminé
chez elle une ulcération assez large, qui, en ces-
sant de faire usage du pessaire, se cicatrisa
bientôt, quoique M. R., pour disculper son

instrument, eût dit qu'elle était de nature vé-
nérienne ; l'écoulement cessa également, et madame Moreau, qui avait vainement voulu employer les pessaires cylindriques, s'est parfaitement trouvée d'un simple cerceau de caoutchouc pur que je lui ai appliqué alors. Elle se
regarde depuis comme très-heureuse d'être dé-
barrassé de l'appareil compliqué qu'elle portait,
et des incommodités nombreuses qui s'y ratta-
chaient[1].

Deuxième observation de M. le docteur. C'est
celle de madame Charles, cuisinière rue Belle-
fond, n° 57, et non pas rentière, comme l'af-
firme ce médecin, qui publie encore à l'égard
de cette dame un succès complet, tandis qu'il
a fait successivement quatre fois l'application
d'un nouveau pessaire, dont elle n'a pu continuer l'usage que quelques jours. Elle porte depuis six mois un de mes pessaires muni d'un
ressort et de crin d'une forme ronde, de trois
pouces de diamètre sans s'apercevoir de sa
présence.

[1] M. Paul Dubois a bien voulu examiner madame Moreau,
et vérifier l'exactitude des faits tels que je les reproduis.

TROISIÈME OBSERVATION.

Chute complète de la matrice.

Madame de La Loge, âgée de trente ans, demeurant rue Sainte-Anne, n° 14, était affectée depuis dix ans d'un prolapsus complet de la matrice; elle avait porté pendant plusieurs années des pessaires dits de gomme élastique. Comme leur séjour dans les organes est toujours extrêmement douloureux, et qu'ils ont l'inconvénient de s'altérer promptement, la malade était obligée d'en changer souvent. Malgré ces précautions, la vive irritation qu'ils déterminaient, les écoulemens fétides qu'ils produisaient, et surtout la difficulté de les introduire et de les extraire, décidèrent madame de La Loge à employer les pessaires en ivoire à tige; ceux-ci, présentant moins de volume, étaient plus faciles à introduire; mais la tige blessait la malade, suivant la position qu'elle affectait; et lorsqu'elle s'asseyait, ne pensant par toujours à cette tige, elle éprouvait souvent des douleurs à en perdre connaissance; elle ne pouvait marcher que très-difficilement. Ce pessaire, comme les premiers employés, avait déterminé un écoulement abondant; on le lui ôta, et on le remplaça par un autre également en ivoire, mais à claire-voie. Ce pessaire est formé d'un cercle mince de quatre lignes de large environ, et d'une ligne à peine d'épaisseur; trois branches qui venaient se réunir inférieurement à la tige lui servaient de point d'appui : l'espace compris entre chacune de ces branches forme une ouverture assez large. Le cercle embrassant le col de l'utérus, qui était très-volumineux, exerçait par son bord interne une forte compression sur toute la circonférence de cet organe. Une tuméfaction considérable survint ; de vives douleurs s'opposèrent à la progression, il s'écoula du sang; la malade crut que c'étaient ses règles, et elle en espéra du soulagement. Le col de l'utérus continuant à se développer inférieurement, les ouvertures du pessaire exercèrent sur cet organe comme un espèce de succion qui la fit saillir au travers de chaque ouverture, et former une tumeur divisée en trois lobes de la grosseur d'une noix; les douleurs devinrent alors plus aiguës, la malade conçut des inquiétudes, elle craignit une maladie plus grave ; c'est alors qu'elle me fut adressée par M. de Lacroix, mécanicien très-célèbre.

Munie de tous ces renseignemens, je pratiquai le toucher. Le plus petit ébranlement imprimé à la tige du pessaire détermina de vives douleurs. J'introduisis avec beaucoup de précaution l'indicateur plus avant ; et je trouvai les trois tumeurs dont j'ai parlé ; je saisis la tige avec le pouce et l'index de la main gauche, puis avec l'index de la droite je refoulai les tumeurs d'abord en dedans du pessaire, puis en dedans du cercle, manœuvre qui fut bien douloureuse pour la malade. Après avoir retiré l'instrument, j'observai une dépression circulaire très-considérable sur toute la circonférence du col, qui était comme étranglée. Je renonçai pour le moment à l'application d'un pessaire. Après huit jours de repos absolu et l'usage de quelques bains, lavemens, et injections appropriées, tous les accidens avaient disparu ; j'appliquai d'abord un pessaire rond que la malade ne put supporter, parce qu'elle avait à l'extrémité de l'urètre un petit tubercule d'une sensibilité extrême qui rendait le toucher douloureux, et la présence d'un pessaire ordinaire impossible. Il fallait donc un instrument qui ne touchât pas le col de la vessie ; après plusieurs essais infructueux, j'eus le bonheur de réussir aussi bien pour madame de La Loge, que pour toutes celles qui m'ont accordé leur confiance. Le pessaire que j'ai placé ressemble à peu près à une ruche d'abeilles, toute à jour, dont la base embrasse le col de la matrice, et le sommet qui est très-court est en bas. Le col de la vessie se trouve protégé par l'angle formé entre le sommet et la base de l'instrument, de sorte que mon *pessaire à ruche*, en remédiant aux indispositions résultant du déplacement de la matrice, a aussi remédié aux accidens qu'avait occasionnés la présence des pessaires employés jusque alors par la malade.

Madame de La Loge, qui menait depuis dix années une vie douloureuse et languissante, est aujourd'hui en parfaite santé.

QUATRIÈME OBSERVATION.

Antéversion.

Madame Viennot, rue de l'Arbre-Sec, n° 48, jeune dame de dix-neuf ans, n'ayant point en-

3

core eu d'enfans, ressentit six mois après son
mariage, des douleurs dans le dos et dés tiraillemens d'estomac, qu'accompagnait une constipation opiniâtre ; elle fut traitée pour une
maladie de poitrine. Bientôt survinrent des
envies fréquentes d'uriner et des douleurs à
l'hypogastre, l'excrétion des urines s'accom-
pagnant de cuissons insupportables, dans le
trajet du canal de l'urètre ; une lassitude dans
tous les membres se fit sentir, la figure devint
pâle, les yeux cernés, le moral vivement affecté. Tel était l'état de la malade lorsqu'elle
me fut adressée par son médecin, pour lui
appliquer un pessaire.

Je touchai la malade debout, et je trouvai
le fond de l'utérus fortement engorgé, appuyé
sur la partie inférieure de la vessie, le museau
de tanche en arrière et très-élevé, le canal de
l'urètre tuméfié et douloureux au toucher. Je
fis placer la malade sur le dos, et procédai à la
réduction, en ramenant le col de l'utérus en
avant, et en repoussant le corps de cet organe
en haut et en arrière ; je maintins la matrice
dans sa position, en appliquant mon pessaire
en forme de croissant. Ici le renflement, le
corps proprement dit du pessaire, doit être

placé entre la vessie et la matrice, et son ouverture doit recevoir le col de cet organe.

Je recommandai à la malade de se coucher
sur le dos, le siége un peu élevé ; et lui con-
seillai quelques bains froids, des injections,
des demi-lavemens, et tous les accidens disparurent immédiatement. Elle est depuis un an
en parfaite santé ; et peut aujourd'hui se passer de pessaire.

CINQUIÈME OBSERVATION.

Rétroversion.

Madame Devèze, âgée de trente ans, rue
Taitbout, n° 29, d'une constitution faible,
délicate, très-maigre, devint mère pour la première fois en 1828. Peu de temps après son
accouchement, une rétroversion de l'utérus se
manifesta. Soignée d'abord par M. Désor-
meaux, elle garda la chaise longue pendant
dix mois, puis fut soumise à un traitement
antiphlogistique, pour remédier à une inflammation chronique de la matrice. Après la mort
de ce praticien, elle reçut les soins de M. Marjolin, qui fit continuer le même traitement,

jusqu'à ce que l'inflammation fût diminuée au point de permettre l'application d'un corps étranger. Un pessaire en ivoire fut placé, mais on fut bientôt obligé de le retirer, à cause des douleurs aiguës qu'il produisait ; on le réintroduisit à plusieurs reprises sans succès, la malade n'ayant pu le supporter que deux jours. Madame Devèze se rendit à sa campagne, où elle fut soignée par M. Dessieux. L'engorgement étant devenu plus considerable qu'auparavant ; le corps de l'utérus, appuyant sur le rectum, occasionna une constipation opiniâtre ; des tiraillemens dans les aines, des pesanteurs sur le fondement, des douleurs de reins. C'est alors que je fus appelée auprès de cette dame. Je trouvai une rétroversion considérable, le corps de l'utérus fortement engorgé ; la malade pouvant à peine supporter le toucher, je ne jugeai pas à propos d'appliquer un pessaire : vingt sangsues furent mises sur l'hypogastre ; les bains, les injections, les lavemens furent mis en usage ; la malade qui avait l'habitude de se coucher sur le dos, enfoncée dans le duvet, fut couchée sur un simple sommier de crin ; je lui recommandai d'éviter la mauvaise position qu'elle avait gardée si long-temps ;

de se mettre autant que possible sur le ventre afin de faciliter au fond de l'utérus son retour en devant : elle se soumit à tout avec docilité. Sous l'influence de ce traitement, son état ne tarda pas à s'améliorer. Madame Devèze, qui depuis si long-temps était retenue au lit, qui avait été obligée, pour aller à la campagne, de se coucher sur des matelas dans une berline bien suspendue, put venir à Paris dans une voiture publique, dix-huit jours après mon voyage. Elle me fit appeler de nouveau ; je la touchai, et trouvai l'engorgement de l'utérus diminué de moitié ; je crus pouvoir appliquer un pessaire, j'en introduisis un de dix-huit lignes de diamètre environ, fait en forme de croissant, et rempli d'air seulement ; je plaçai la grosse saillie du pessaire entre le rectum et la face postérieure du corps de la matrice, sans pouvoir cependant ramener le col de cet organe dans l'ouverture de l'instrument. Dès-lors la malade put marcher plus facilement, l'engorgement diminua chaque jour, ce qui me mit dans la nécessité d'augmenter graduellement l'épaisseur et le diamètre du pessaire. Le fond de l'utérus fut de plus en plus soulevé et ramené d'arrière en avant, et bientôt cet organe occupa sa position naturelle. Madame Devèze fut rendue à une

santé parfaite ; elle porte aujourd'hui un pessaire de trois pouces de diamètre, sans s'apercevoir de sa présence.

SIXIÈME OBSERVATION.

Cystocèle vaginal.

L'épouse de M. Thunis, maître tailleur, rue
Saint-Honoré, n° 279 ,âgée de vingt-huit ans,
d'un tempérament sanguin, était affectée depuis dix ans d'une hernie vésicale par le vagin ;
cette maladie avait pour cause la dureté des
travaux auxquels elle se livrait. Cette dame
rapporte qu'au commencement la tumeur présentait le volume d'un petit œuf de poule ;
comme elle ne pouvait suspendre ses travaux,
ni remédier à son infirmité, à cause de l'in-
surmontable répugnance qu'elle éprouvait à
se confier à un médecin, la maladie ne tarda
pas à faire des progrès ; bientôt un écoulement abondant, des tiraillemens d'estomac,
des douleurs de reins, et surtout de l'hypogastre, vinrent se joindre aux autres symptômes
qui s'étaient déjà manifestés. Elle eut l'idée de
placer elle-même un pessaire en liége recouvert
de cire, qu'elle a porté pendant plusieurs an-

nées, quoiqu'il ne s'opposât pas à la sortie de
la tumeur. Elle ajoute que, pendant tout le
temps qu'elle a porté cet instrument, elle ne
pouvait retenir ses urines, et que ses vêtemens
étaient toujours mouillés : elle éprouvait les
mêmes inconvéniens avec les pessaires dits *de
gomme élastique*, qu'elle a employés en dernier
lieu. Ces deux espèces de pessaires chassaient
la tumeur hors du vagin, au lieu de la maintenir : ils exhalaient une odeur infecte. Enfin,
des symptômes graves ne tardèrent pas à se
manifester. L'excrétion de l'urine était toujours
précédée d'une vive douleur à l'hypogastre :
de violentes céphalalgies survinrent, des défai-
lances générales ; elle avait les yeux cernés,
enfoncés dans les orbites ; la figure était pâle,
le moral vivement affecté ; les règles ne venaient
plus à des époques fixes, quelquefois elles pa-
raissaient trois fois dans un mois, et puis elles
étaient plusieurs mois sans reparaître ; tel était
l'état de la malade lorsqu'elle me fut adressée
il y a quatre mois.

Après qu'elle m'eut fait toute l'histoire de sa
maladie, je la touchai debout, et je trouvai une
tumeur mollasse, à surface sillonnée, présentant
à peu près le volume de la tête d'un fœtus de sept

mois. Son volume augmentait ou diminuait, selon que la malade observait le repos ou se livrait à ses travaux ; le toucher déterminait des envies d'uriner : il était évident que la tumeur était la vessie formant hernie, et tapissée par la membrane muqueuse du vagin.

J'essayai plusieurs pessaires, soit ronds, soit en forme de croissant, à bilboquet, à cuvette, et tous échouèrent : ils se tenaient bien en place, mais ils ne contenaient pas la hernie. Pourquoi ces différens pessaires n'ont-ils pas réussi ? telle est la question que je me suis adressée ; et après avoir réfléchi long-temps sur leur manière d'agir, j'ai été amenée à imaginer *un pessaire à sphère*. Ce sont trois arceaux en caoutchouc, de différentes grandeurs, qui en passant les uns dans les autres imitent assez bien une sphère armillaire ; j'appliquai à la malade cet appareil, duquel j'ai obtenu les plus heureux résultats : elle le porte depuis un an, sans s'apercevoir de sa présence, et tous les accidens ont disparu immédiatement. Madame Thunis jouit depuis cette époque d'une parfaite santé

SEPTIÈME OBSERVATION

Prolapsus complet de la matrice.

J'ai obtenu un semblable succès au moyen du même pessaire, chez une dame de cinquante-huit ans, qui m'a été adressée par *madame Boivin*, sage-femme très-célèbre. Cette dame, affectée d'un *prolapsus complet de la matrice*, et chez laquelle il existait une déchirure du périnée qui s'étendait jusqu'au pourtour de l'anus, avait en vain essayé de tous les pessaires connus : j'ai eu le bonheur de remédier à son infirmité avec mon pessaire en sphère. Si l'on réfléchit à sa structure, on verra qu'il n'est jamais besoin de le retirer, les mucosités ne pouvant pas s'y attacher; il n'a point l'inconvénient de donner de l'odeur ni de jamais se déplacer ; il a encore pour avantage de ne s'opposer à aucune fonction naturelle. Plusieurs malades m'ont assurée que leur mari ne s'était point aperçu de la présence de cet instrument. On voit d'après ces deux observations combien il est important de ne pas se décourager, lorsqu'un premier pessaire n'a pas réussi.

HUITIÈME OBSERVATION.

Cystocèle.

Madame Ruphaut, âgée de vingt-quatre ans, demeurant rue Barouillère, n° 12, d'un tempérament sanguin, sentit un mois après son accouchement, à la suite de grands efforts qu'elle fit pour aller à la garderobe, une tumeur qui venait boucher l'orifice du vagin. Elle s'en occupa peu dans les commencemens, mais la tumeur augmentant de jour en jour, des envies fréquentes d'uriner survinrent, et à son lever, il lui était impossible de retenir ses urines. D'abord elle n'éprouvait qu'une défaillance générale, mais après quelques mois elle était tourmentée par de continuelles envies de vomir, et finit même par vomir tous les jours, ce qui lui faisait croire qu'elle était enceinte Chaque jour sa santé dépérissait ; elle avait les yeux cernés, et enfoncés dans les orbites, la figure extrêmement pâle ; à cela était venu se joindre un écoulement si abondant, qu'elle était obligée de changer de linge à chaque instant.

Le premier médecin qui la soigna tamponna

le vagin avec des sacs de toile remplis de différentes racines cuites ; ce traitement ayant fati-
gué la malade, elle eut recours à M. Hervez de
Chegoin, qui lui appliqua d'abord un pessaire
en forme de coquille, sans succès, puis un en
ivoire, qui produisit des inconvéniens assez
graves. Ce pessaire à tige était fixé par devant
à une ceinture, au moyen de deux rubans ; il
empêchait la malade de s'asseoir, et malgré les
liens, sortait souvent, ne retenait pas la tumeur, et exhalait une odeur infecte. Bientôt
la tige se sépara, les pointes en fer, au moyen
desquelles elle était fixée au corps du pessaire,
produisirent des écorchures qui firent craindre
à la malade d'avoir un ulcère. Elle me fut
adressée il y a huit mois par son accoucheur,
M. Nolette ; je pratiquai le toucher, et trouvai
entre les lèvres une tumeur mollasse de la grosseur d'un œuf, à surface lisse, d'une couleur
rose. Le toucher déterminait l'envie d'uriner ; il
y avait donc une hernie de la vessie par le vagin.
J'appliquai d'abord un pessaire rond, qui loin
de remédier à l'accident, l'aggravait encore en
chassant devant lui la tumeur, j'en essayai plusieurs autres qui ne me réussirent pas plus que
le premier. Dès-lors madame Ruphant devint

l'objet de mes méditations continuelles, et à force de persévérance je suis parvenue à débarrasser ma malade de toutes les indispositions occasionnées par sa hernie. Le pessaire que je lui appliquai a la forme d'un bourlet d'enfant, tout à jour ; la base est un cerceau en caoutchouc, renfermant un ressort auquel sont attachées trois branches qui se réunissent pour en former le sommet. Cet appareil, ainsi construit, est appliqué depuis un an, et la malade jouit aujourd'hui d'une santé florissante. Elle me témoigne chaque jour sa reconnaissance la plus vive. Avec la santé elle a retrouvé la paix de son ménage, que son infirmité avait fait disparaître. Depuis qu'elle porte mon pessaire, le mari de cette jeune dame est devenu ce qu'il était au commencement de son mariage.

J'ai présenté cette jeune femme, ainsi que mesdames Moreau et Thunis, à M. le baron Dubois, et à monsieur son fils, qui ont bien voulu les examiner avec soin, et vérifier l'exactitude de mes observations.

NEUVIÈME OBSERVATION

Madame Legrand, blanchisseuse, demeurant rue de Larochefoucauld, n° 48 , à Boulogne près Paris, était affectée depuis quinze ans d'un prolapsus complet de la matrice. La maladie avait eu pour cause prédisposante un accouchement prompt et mal dirigé , et pour cause déterminante la dureté de ses travaux La malade n'ayant jamais pu supporter aucune espèce de pessaires, et devant être constamment courbée sous des fardeaux au-dessus de ses forces, fut obligée de soutenir sa matrice depuis plusieurs années avec une serviette ; toutefois, étant forcée de marcher beaucoup ou de rester debout, le frottement de cette serviette dépouilla la matrice de son épiderme, et mit la malade hors d'état de continuer ses travaux. Elle me fut adressée au mois d'avril dernier ; l'utérus présentait le volume de la tête d'un fœtus à terme ; sa surface, parsemée d'ulcérations , donna lieu à une suppuration abondante et d'une odeur très-fétide. Ayant procédé à la réduction, je lui appliquai un pessaire rond, de trois pouces et demi de diamètre , sur quinze lignes d'épaisseur, muni d'un ressort et de crin , et tous les accidens disparurent immédiatement. La malade a pu vaquer le lendemain à ses pénibles occupations, sans éprouver la moindre gêne. Elle est depuis quinze mois florissante de santé [1].

J'aurais pu joindre ici un très-grand nombre d'observations authentiques, tant de ma pratique particulière que de celle de plusieurs médecins distingués, qui ont mis mes pessaires en usage, mais j'ai cru devoir m'en abstenir, parce que celles que je rapporte ici, quoiqu'en très-petit nombre, sont plus que suffisantes pour prouver la supériorité de mes pessaires sur tous ceux qu'on a faits jusqu'à présent.

Je pourrais joindre ici les approbations que j'ai reçues de plusieurs médecins très-célèbres, et qui les ont employés avec succès, tels que MM. Marjolin, Bretonneau de Tours, Serrurier, Dessieux de Montfort, Jules Hatin, Andral, Arnaud, Raix, Jacques, etc., etc.

Ici se termine ce que j'avais à dire sur les pessaires que j'ai eu le bonheur d'imaginer et de mettre la première en usage.

Trop heureuse si ce faible travail contribue à me mériter l'estime et la bienveillance de

----

[1] Nota. On verra, par toutes mes observations, que je ne me sers, pour maintenir mes pessaires, d'aucune courroie ni ceinture, pénétrée que je suis des graves inconvéniens qui s'y rattachent,

tous les médecins praticiens, de même que je
serai bien avantageusement récompensée de
mes travaux, si j'ai pu être utile aux personnes
de mon sexe. Enfin, je termine en réclamant
l'indulgence de mes lecteurs, qui, je l'espère, me
sauront gré de mes efforts, et excuseront une
femme qui a moins l'habitude d'écrire que le
désir de bien faire.

CONSIDÉRATIONS

L'ASPHYXIE DES NOUVEAU-NÉS.

Depuis long-temps, dans la pratique médicale, on avait remarqué les graves inconvéniens qui résultaient de l'insufflation d'un air non respirable chez les enfans qui naissent asphyxiés, et chez ceux dont la faiblesse est telle, qu'ils respirent à peine. La méthode de porter dans les poumons d'un enfant l'air expiré de ceux d'un individu quelconque, ayant été reconnue vicieuse et même dangereuse, le professeur Chaussier avait imaginé une canule d'argent, qui, malgré son utilité, n'était pas sans inconvéniens, puisque si, d'une part, on ne pouvait jamais introduire dans les poumons des nouveau-nés qu'un air déjà altéré, et privé conséquemment d'une partie de l'oxigène qui le rend plus vivifiant, cet instrument présentait encore dans des mains peu exercées des résultats assez fâcheux, en blessant l'arrière-bouche de l'enfant.

C'est donc pour me rendre utile à l'humanité

4

et aux progrès de la science, que j'ai introduit dans la pratique un instrument d'un mécanisme aussi ingénieux qu'utile, puisqu'il remplit toutes les conditions propres à réveiller la vie assoupie momentanément dans les organes pulmonaires.

L'application de ma pompe laryngienne est extrêmement facile, même pour les personnes les moins exercées; elle consiste à placer l'enfant sur le dos, et à faire maintenir la tête par un aide; ensuite, l'épiglotte étant très-peu développée à cet âge, en suivant la base de la langue on introduit dans le larynx son extrémité inférieure, on comprime aussitôt le renflement supérieur pour en faire sortir l'air qu'il contient, et on continue cette opération jusqu'à ce que l'enfant ait donné signe de vie.

Ma pompe laryngienne, qui n'avait été imaginée par moi dans le principe que pour rappeler à la vie les enfans naissans asphyxiés ou dans un état de mort apparente, obtient les mêmes résultats chez les adultes asphyxiés par la cuve de vins, par le charbon, etc. Le rapport ci-joint donnera aux lecteurs une idée de sa composition et de son mécanisme.

ACADÉMIE ROYALE DE MÉDECINE.

EXTRAIT DES PROCÈS-VERBAUX DE L'ACADÉMIE.

Section de chirurgie.   Séance du 12 février 1829.

Rapport sur un instrument appelé LARYNGIEN, *présenté par madame Rondet, sage-femme.*

Messieurs ,

Vous nous avez chargés, messieurs Danyau, Baffos, et moi, de vous rendre compte d'un instrument que vous a présenté madame Rondet, sage-femme du bureau de charité du dixième arrondissement de Paris.

L'instrument qu'elle appelle *Laryngien* sert à insuffler de l'air dans les poumons des nouveau-nés, lorsqu'ils naissent asphyxiés par une cause quelconque, ou que faibles ils respirent à peine.

En peu de mots, messieurs, nous allons vous donner une idée de sa composition et de son mécanisme.

Il se compose de trois parties.

L'une est un réservoir en gomme élastique,

l'autre un corps de pompe se terminant par un tube, qui s'adapte à une sonde de gomme élastique, courbée et percée à son extrémité de deux ouvertures qui se correspondent.

Le réservoir de l'air, doué de l'élasticité qu'on lui connaît, se vide et se remplit alternativement, selon qu'on l'abandonne à lui-même ou qu'on le presse avec les mains. Cette élasticité est d'autant plus marquée dans les parois de ce réservoir, qu'on l'a préalablement exposé à une légère chaleur, ou plongé dans l'eau chaude.

L'air qui le remplit y pénètre par une ouverture qu'on observe à la partie supérieure et postérieure du corps de pompe; cette ouverture se ferme, ou avec le pouce, ou avec une soupape qui se meut de dedans en dehors, et force l'air à passer dans le tube qui termine le corps de la pompe; là existe encore une nouvelle soupape qui agit en sens inverse de la première, en sorte que l'air entrant par une ouverture, est chassé par l'autre, et s'introduit dans les voies aériennes par la troisième partie de l'instrument, qu'on appelle canule laryngienne. Cet instrument est-il de l'invention de madame Rondet? oui quant au mécanisme; mais l'idée est d'un homme respectable, ancien professeur de la faculté de médecine de Paris; dont nous avons tous déploré la perte en 1828. Sans doute, messieurs, vous devinez tous le nom du célèbre Chaussier.

Ce professeur, qui connaissait l'importance de tout, avait senti que l'insufflation de l'air dans les poumons des enfans qui naissent faibles ou asphyxiés était nécessaire pour mettre en jeu l'appareil respiratoire ; aussi avait-il créé une canule d'argent à cet effet ; mais avec cet instrument, l'air poussé dans les poumons avec la bouche était altéré, privé par conséquent d'une partie de l'oxigène, qui le rend comme on le sait plus vivifiant ; et certes, c'était un grand inconvénient.

Madame Rondet ayant reconnu cette imperfection dans l'instrument de M Chaussier, a conçu l'heureuse idée de la faire disparaître, dans celui qu'elle soumet à votre examen. En effet, un air pur, et renouvelé aussi souvent, et aussi promptement qu'on le désire, réunit de grands avantages, ensuite la canule de gomme élastique offre à un pouce de son extrémité laryngienne un petit renflement arrondi qui ne permet pas à l'instrument d'irriter et de blesser le larynx, où il ne peut s'introduire plus avant.

En un mot, l'instrument de madame Rondet est aussi simple dans sa composition que dans son mécanisme ; il est conforme au but qu'on se propose.

Nous le croyons utile et même nécessaire dans tous les établissemens publics où l'on reçoit les femmes enceintes, et aux accoucheurs et sages femmes qui se livrent à la pratique de l'art des accouchemens.

Nous pensons que des remercîmens doivent être adressés à madame Rondet, et nous concluons à ce que son mémoire soit déposé aux archives, et qu'un modèle de l'instrument, ou simplement un dessin, reste à la disposition de l'académie.

Signé DANYAU, BAFFOS,

et MAINGAULT, *Rapporteur*.

Le secrétaire perpétuel certifie que ce qui précède est extrait du procès-verbal de la section de chirurgie (séance du 12 février 1829).

Paris, le 17 février 1829.

Pour le secrétaire perpétuel absent, le secrétaire de la section de médecine,

Signé ADELON.

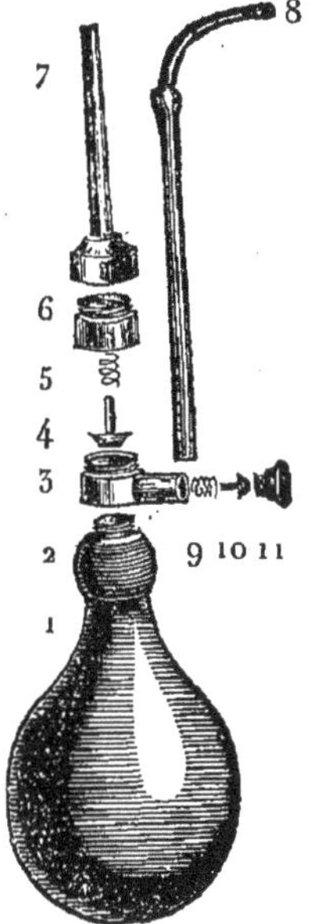

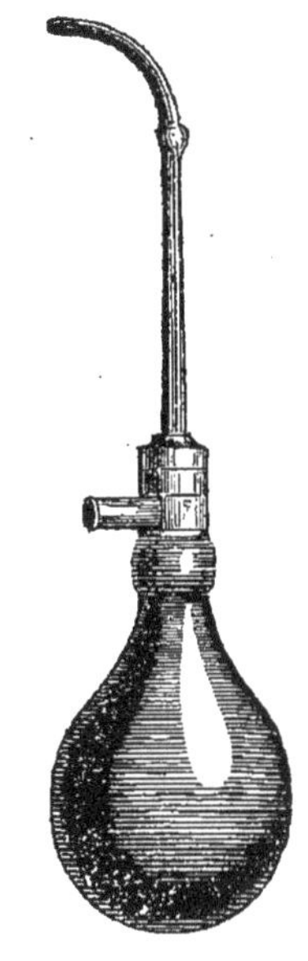

 1 Renflement pyréforme.
 2 Gorge du pyréforme.
 3 Première pièce du corps de la pompe.
 4 Soupape conductrice de l'air.
 5 Ressort faisant agir la soupape.
 6 Deuxième pièce du corps de la pompe.
 7 Extrémité du corps de la pompe.
 8 Tube en gomme élastique.
 9 Ressort de la soupape aspirante.
10 Soupape.
 1 Fermeture de cette dernière soupape.

Je n'entrerai pas pour le moment dans de plus longs détails, ayant le projet de publier très-prochainement un travail uniquement basé sur des expériences faites non seulement sur des enfans, mais encore sur des adultes asphyxiés par le charbon, par la cuve des vins, par l'eau, etc., etc. Puissent mes lecteurs l'interpréter favorablement, et je serai bien amplement récompensée de mes efforts.

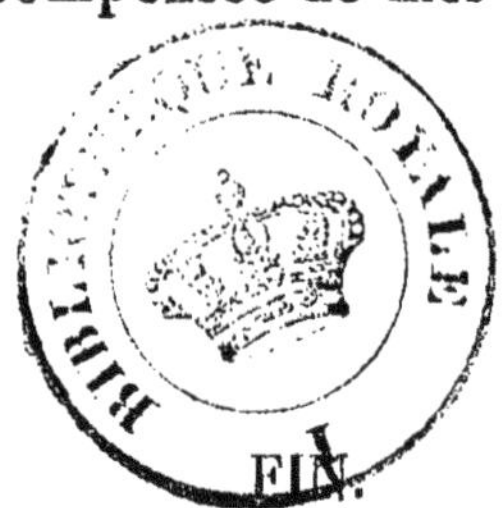

FIN.

Se trouve à Paris, chez Madame veuve RONDET, *rue Beaubourg, n. 52, près la rue Michel-le-Comte.*